EL CUERPO HUMANO
POR
FUERA

人体外

[西] 克里斯蒂娜·胡耶恩特（Cristina Junyent） 著

[西] 克里斯蒂娜·洛桑托斯（Cristina Losantos） 绘

张晓璇 译

北京联合出版公司
Beijing United Publishing Co.,Ltd. · 乐府

图书在版编目（CIP）数据

人体外 / （西）克里斯蒂娜·胡耶恩特著；（西）克
里斯蒂娜·洛桑托斯绘；张晓璇译 . -- 北京 : 北京联
合出版公司 , 2022.6
ISBN 978-7-5596-5722-0

Ⅰ . ①人… Ⅱ . ①克… ②克… ③张… Ⅲ . ①人体—
普及读物 Ⅳ . ①R32-49

中国版本图书馆CIP数据核字（2021）第232103号

EL CUERPO HUMANO POR FUERA
Original title:
El cos humà per fora
First published in Catalan and Spanish by Combel Editorial, an imprint of
© 2019, Editorial Casals, SA
© 2019, Cristina Junyent, for the text
© 2019, Cristina Losantos, for the illustrations

Simplified Chinese edition copyright © 2022 by Beijing United Publishing Co., Ltd.
All rights reserved.
本作品中文简体字版权由北京联合出版有限责任公司所有

人体外

[西] 克里斯蒂娜·胡耶恩特（Cristina Junyent） 著
[西] 克里斯蒂娜·洛桑托斯（Cristina Losantos） 绘
张晓璇 译

出 品 人：赵红仕
出版监制：刘 凯 赵鑫玮
选题策划：联合低音
特约编辑：王冰倩
责任编辑：韩 笑 周 杨
装帧设计：黄 婷 薛丹阳

关注联合低音

北京联合出版公司出版
（北京市西城区德外大街83号楼9层 100088）
北京联合天畅文化传播公司发行
北京美图印务有限公司印刷 新华书店经销
字数30千字 889毫米 x 1194毫米 1/16 2.5印张
2022年6月第1版 2022年6月第1次印刷
ISBN 978-7-5596-5722-0
定价：68.00元

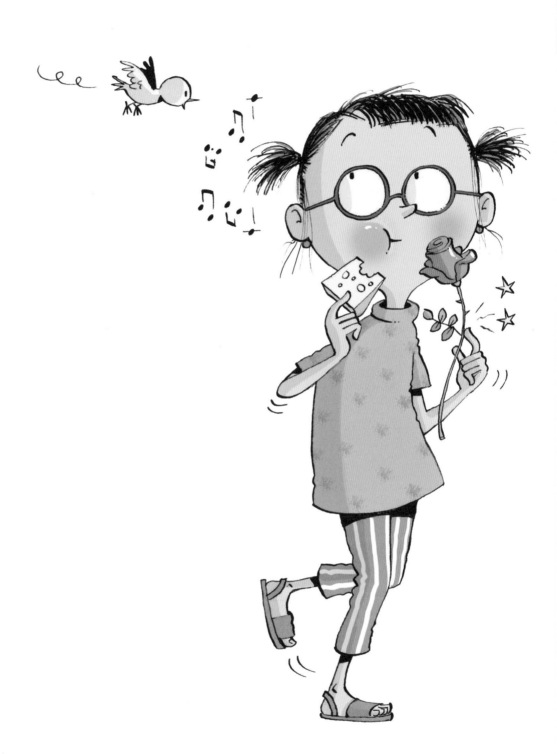

感官偶尔会欺骗我们！

盯着图片里的小黑点看，你会觉得这些圆圈在旋转！

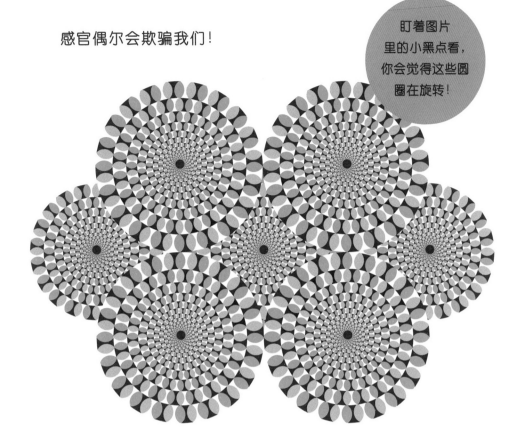

但是，感官也会帮助我们。

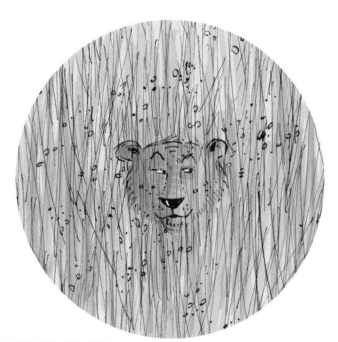

感官使我们能够辨别各种形状，察觉危险的存在！

3

感　觉

感官将外界的信息输送给脑。

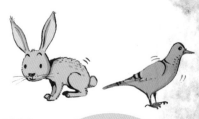

视　觉

我们之所以能看得见，是因为有**眼睛**。人类的眼球近似球形，直径约 2.4 厘米。眼球非常重要，受到眼眶、眼睑、睫毛和眉毛的层层保护。

你知道吗，为了抵抗沙漠的强风，骆驼长了三层眼睑。

对一些动物来说，比如鸽子或兔子，为了能及时逃跑，它们必须要能看到自己背后的情况。因此，它们的眼睛长在头部的两侧。

人类的眼睛长在脸部的正前方，这是为了让我们能更好地同时用两只眼睛看东西，感知距离。你可以试试这样做：闭上一只眼睛，把一根铅笔放进杯子里。除非你把两只眼睛都睁开，否则肯定有些难以瞄准。

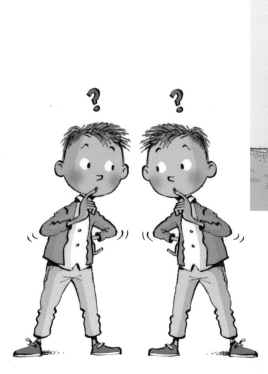

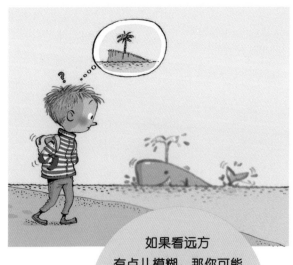

如果看远方有点儿模糊，那你可能是近视了。戴眼镜就可以解决这个问题，不过我们还是要尽量健康用眼，避免近视哟！

目　录

人体外

你的生活环境为你提供了赖以生存的食物、水、空气等。不过，在利用这些生存要素之前，你必须先对自己生活的环境有所了解。

此外，你不是孤立的个体，而是会不断地与他人接触。通常，这也是你与他人交流的原因所在。

你的眼睛、耳朵、各种感觉……让你能够认知周围的情况。身体的运行就像一个乐队在默默地演奏，而你却很少意识到这些。

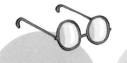

感官帮助我们了解身体外部发生的一切。人与人之间通过语言交流，还会受到情绪和感受的影响做出相应反馈。

皮肤既是保护人体的外衣，也是身体与外界接触的媒介。

人体的运行不仅需要从外界获取物质，用以**呼吸**或**饮食**，还需要排出体内的废物，如二氧化碳、汗液、尿液和粪便。

本书将为你由外而内地展示身体的运作方式。

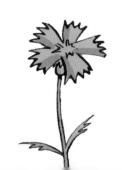

1

与外界交流

我们的身体进入新环境时，通常最先产生感知的是头部。因为眼睛、鼻子、耳朵等**感官**都位于头部。人类和其他动物一样，通常也是先通过头部来感知环境。感官不仅能让我们感受到世界的美好，还会在发生危险时提醒我们。此外，由于人类是社会性动物，所以通过语言和各种反应来表达**感受**与**情绪**，有助于我们与他人交流。

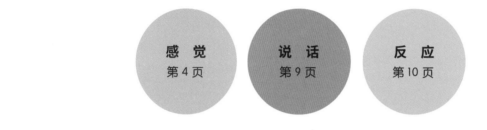

感 觉	说 话	反 应
第4页	第9页	第10页

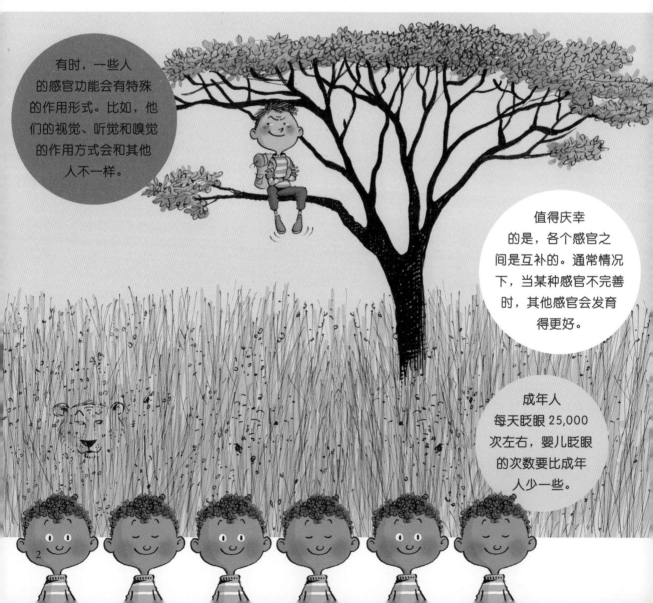

有时，一些人的感官功能会有特殊的作用形式。比如，他们的视觉、听觉和嗅觉的作用方式会和其他人不一样。

值得庆幸的是，各个感官之间是互补的。通常情况下，当某种感官不完善时，其他感官会发育得更好。

成年人每天眨眼25,000次左右，婴儿眨眼的次数要比成年人少一些。

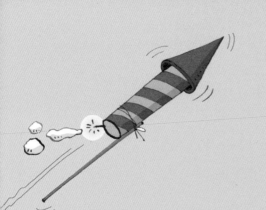
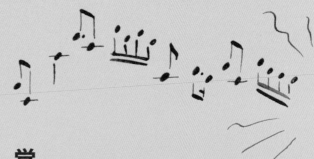

听 觉

幸亏有**听觉**，你才能听见外界的声音。噪声令人烦躁，音乐则令人愉悦。它们都可以改变我们的心境。

与成年人和老年人相比，儿童能听见更多的声音。家长一定要保护儿童的听力，让他们远离强噪声，尤其是爆竹声等极强噪声，会严重损害儿童的听力！

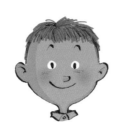
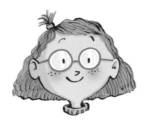
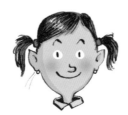
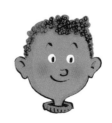

我们在听不清的时候，经常会把手放在耳朵后面，这就好像把耳朵变大了，可以把声音听得更清楚。但是，如果什么也听不见，那么为了能够与他人交流，我们就需要借助一些设备（助听器）和一种用手势表达的语言（手语）。

耳朵的这些差异并不重要。

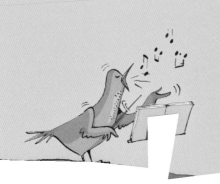
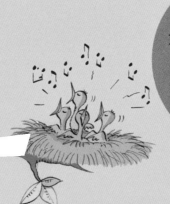

像鸟类这样没有耳郭的动物也可以听见声音。你有没有观察过鸟妈妈是怎么教鸟宝宝唱歌的呢？

5

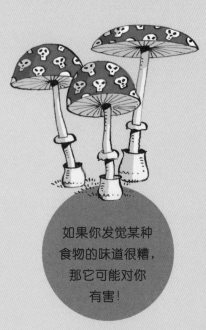

味 觉

将食物放进嘴里，我们便可以尝出它的**味道**。这是因为舌头的表面布满了小小的突起，它们专为感知味道而存在。你有没有在镜子里观察过自己的舌头？那些小突起分布在舌头的不同部位，能够辨别甜、咸、苦、酸等各种味道。你有没有发现，舌尖对感知咸味和甜味更加敏锐呢？

如果你发觉某种食物的味道很糟，那它可能对你有害！

如果你想仔细感受某种食物或饮料的味道，那就把它含在嘴里久一些。

不过，你要注意，这种办法在感冒的时候可能会失效，因为味觉与嗅觉通常相互影响！此外，在吃了很辣的食物之后，你对味道的感知能力也会减弱。

舌头上的小突起名叫**味蕾**，我们生来就有近10,000个味蕾。味蕾不仅数量众多，个头也非常小！随着我们长大，味蕾的数量会逐渐减少。建议你多多尝试不同的食物，体验它们的味道，这是一件相当有趣的事哦！

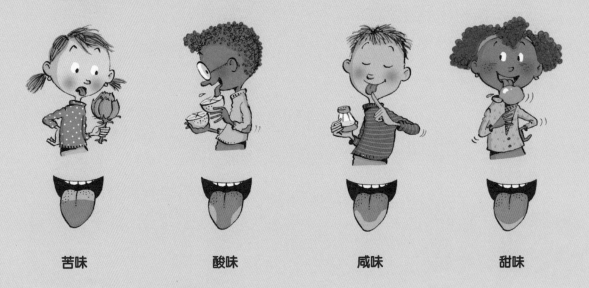

苦味   酸味   咸味   甜味

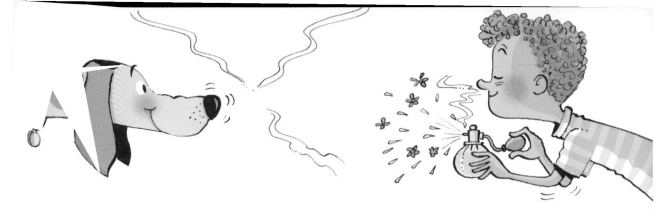

嗅 觉

当某种气味通过空气到达鼻腔，我们就会开始嗅。相比祖先，如今的我们嗅觉退化了许多，而许多其他动物的嗅觉却非常发达——狗用鼻子闻来闻去就是一个很好的例子。

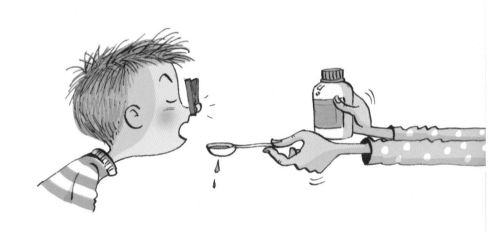

嗅觉也有助于味觉发挥作用。例如，嗅觉可以帮你将美食和变质的食物区分开。你有没有发现，如果在吃东西的时候捏住鼻子，好像就不太能尝出食物的味道了？

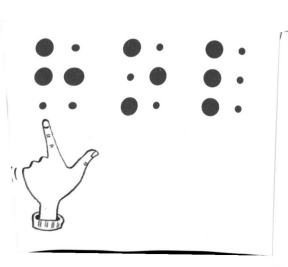

你有没有发现，在天气炎热的夏天，我们的嗅觉会更灵敏呢？

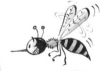

气味能唤起回忆。

蚂蚁和蜜蜂也有强大的嗅觉，它们能找到与自己相距甚远的花朵的花蜜来填饱肚子。

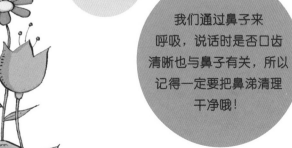

我们通过鼻子来呼吸，说话时是否口齿清晰也与鼻子有关，所以记得一定要把鼻涕清理干净哦！

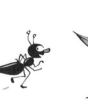

触　觉

如果闭上双眼去触摸不同的表面，那么你可以很清楚地感受到物品的形状、质地和温度。指尖是很敏感的。**触觉**有助于我们感知环境。

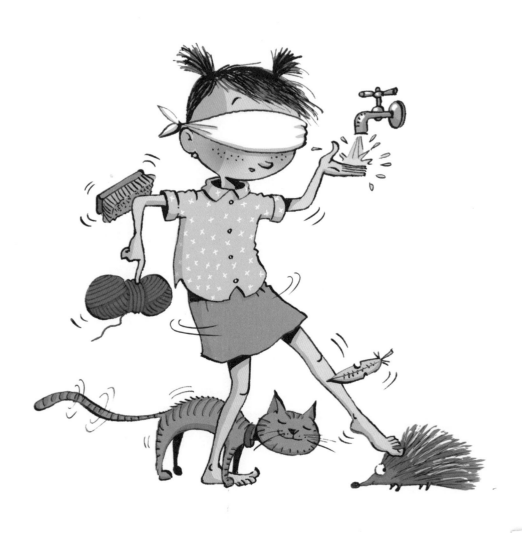

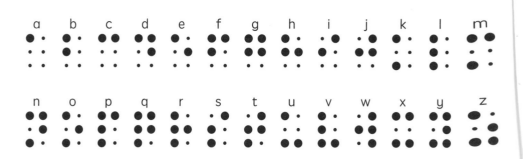

注：此处为英文盲文字母表。

说　话

人类是唯一能就不存在的事物交换信息的动物，这是因为我们的**脑**非常发达。并且，人类的肺部可以排出空气，空气到达喉部时，引起声带振动，所以使我们具备了说话的能力。这种能力也许就和人类能够直立行走有关！说话时，嘴唇、舌头和鼻子都在协助我们发音。因此，在感冒的时候，我们说话的声音可能会和平时不一样。

鲸没有声带也会发声。有理论认为，它们使用一些褶皱来"唱歌"。这些褶皱位于它们巨大的喉部，靠近腹部。不同鲸类的歌声也不同，比如大西洋的鲸和太平洋的鲸就唱着不一样的歌！

绿猴会发出各种各样的警报信号，它的同伴会根据信号判断出正在靠近的是鹰、蛇、豹，还是人类。

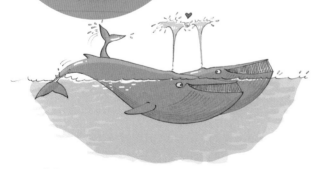

很多动物具备交流能力。它们能够表达"我在这里"或者"走开"等信息；还会在找到食物时通知同伴，或者在发现危险时叫上同伴一起逃跑。

听障人士要学会说话十分艰难，所以他们借助视觉和手势，即手语，来表达自己，与他人交流。

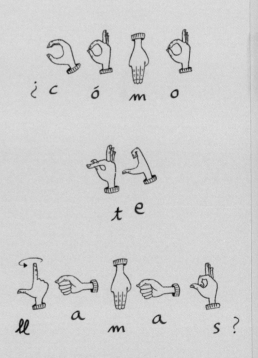

¿cómo te llamas?

你叫什么名字？

反　应

在与他人接触时，我们会产生各种**情绪**，由此引发的反应也十分多样。

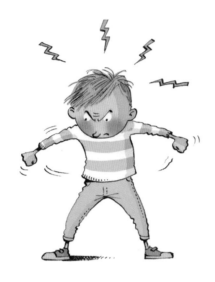

生　气

生气的时候，你的身体会变得僵硬，心跳也会加速。你有没有发现，生气很容易，但是消气却很难？要想让气快点儿消，你可以试着把生气的原因解释清楚，而不是憋在心里。

哭

人在哭泣时，眼中会涌出泪水。当你被沙子迷了眼，或者受到伤害时，也会哭泣。你还会在伤心时哭泣。通常，哭过之后你会感觉比之前好一些。

你可以通过调整呼吸来让情绪恢复平静：想象自己正在闻一朵花，深吸气之后一点点地吐气。重复做 **3** 次。

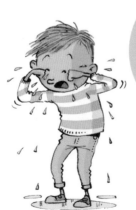

不过，哭并不能解决问题，你要学会用更妥善的方法解决问题哦！

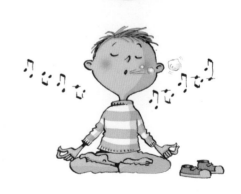

笑

笑是一种表达感受的方式，它会让你心情舒畅。而且，笑声比疾病更容易传染哦！

笑声有许多种：长的、短的、开怀的、闷声的，什么样子的都有。你能通过笑声识人吗？

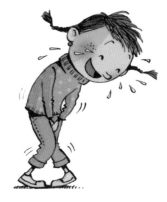

"哎呀，我快笑尿了！"笑得太厉害时这种情况在你身上有没有发生过呢？

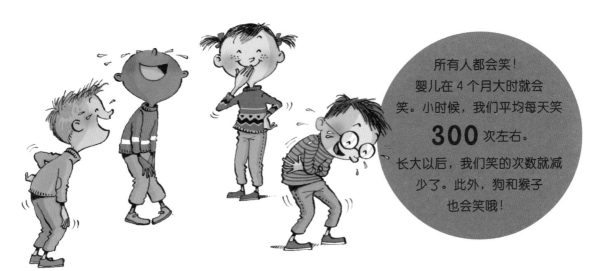

所有人都会笑！婴儿在 4 个月大时就会笑。小时候，我们平均每天笑 **300** 次左右。长大以后，我们笑的次数就减少了。此外，狗和猴子也会笑哦！

通常，我们会和别人一起大笑。你在跟朋友相聚的时候更常绽放笑容，对不对？能跟你一同欢笑的朋友，相处起来也一定非常愉快！虽然和他人一起开怀大笑是件好事，但是，永远不要嘲笑别人，这是轻视他人的表现。

爱笑的人比总是抱怨或者消极看待一切的人更招人喜爱。

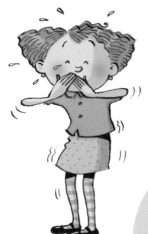

在你的记忆里，有没有过这样的经历：在不应该笑的时候突然被击中笑点，于是你必须使劲儿憋住？有的时候，最后所有人都忍不住笑了起来。

有些事会让所有人都觉得好笑，而有些事则只能让你的朋友或家人发笑。

人体的 "外衣"

皮肤为人体抵御外界带来的影响。皮肤不仅可以调节体温，还可以在各种情形下——受到撞击、面对昆虫和其他动物、感染等——为人体提供**保护**。头发和指甲也起到同样的作用。此外，我们还有汗毛，那是人类的多毛祖先留给我们的纪念品！

就算有细菌穿过了表皮，下面还会有免疫细胞挡在它们的面前，保护人体。

因为直接与外界接触，所以皮肤也会产生各种**反应**。

皮 肤	毛 发	指 甲
第 14 页	第 16 页	第 17 页

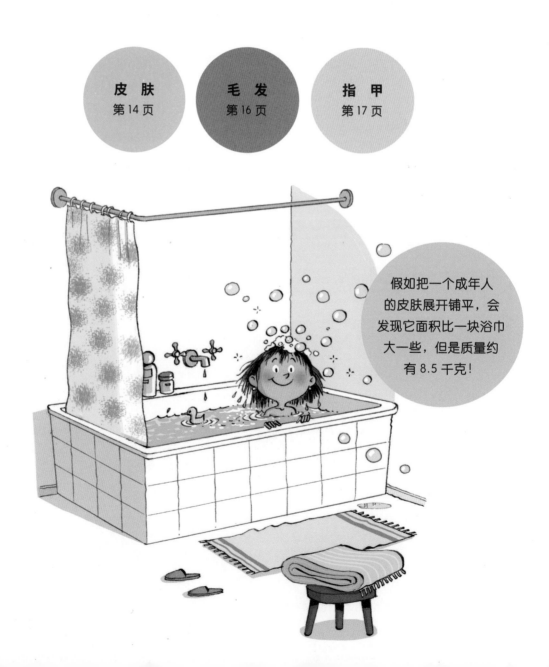

假如把一个成年人的皮肤展开铺平，会发现它面积比一块浴巾大一些，但是质量约有 8.5 千克！

一个人祖先的出生地决定了他肤色的深浅。

在很多很多年前，所有人类的肤色都很深，因为我们最早的祖先出生在非洲。随着一部分人慢慢向北迁徙，为了更好地吸收阳光，他们的肤色也逐渐变浅了！

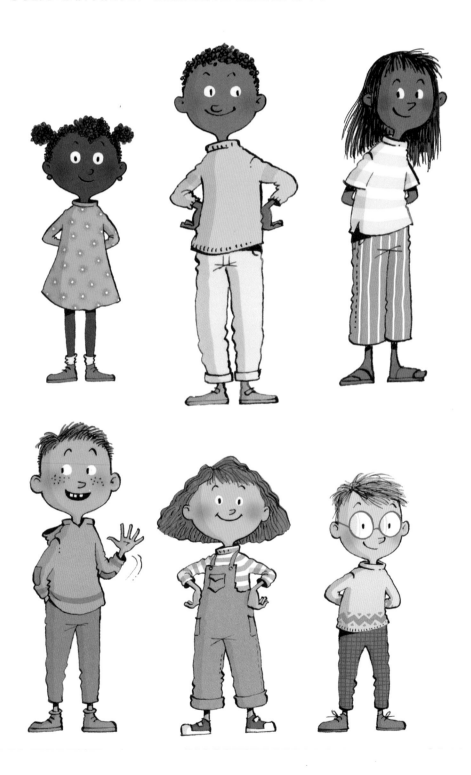

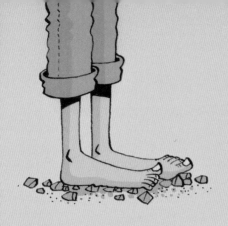

皮　肤

皮肤为人体提供保护，是人体与外界的屏障。不过，我们身体各处的皮肤存在很大的差别。

比如，眼睑的皮肤很薄，与之正相反的是脚底板的皮肤。你有没有观察过呢？脚底板的皮肤真的很厚！

一些人，特别是红头发的人，皮肤上容易有深色的小斑点，那是雀斑。你呢，你有雀斑吗？雀斑是具有遗传性的哦！

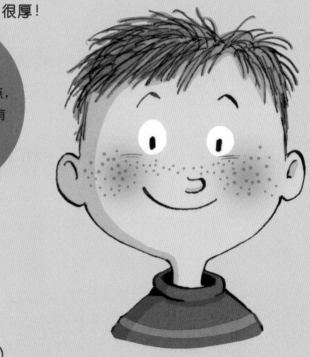

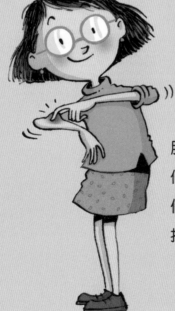

轻轻地掐一会儿胳膊，然后松开，你会发现皮肤可以恢复原样。这是因为皮肤有弹性！这也是我们能够走路、挥手、唱歌、吹气……的原因之一。假如皮肤没有弹性，那我们就无法弯曲膝盖或手指，也不能鼓起脸颊。

蛇会一次性蜕掉所有外皮哦！

我们每4～8周会更新一次皮肤，所以，你偶尔会看见从皮肤上脱落的小皮屑。

痒痒是当别人碰到你身体的某个部位时引起的神经反应。挠痒会让人发笑，挠一小会儿会觉得好玩，但挠得久了就会让人不悦，你有同感吗？

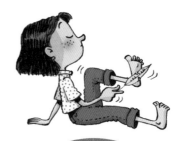

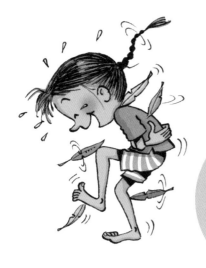

我们身上哪些部位最怕痒？

人的脖子、肋骨、腋下、膝盖窝和脚底板最怕痒。

你有没有试过挠自己痒痒呢？没什么效果吧！但你可以挠另一个小男孩或小女孩的痒痒，或者挠挠其他哺乳动物的幼崽，这样也是可以建立起友谊的。

好痛！

疼痛虽然不会让人开心，但它却未必是坏事！因为它会通知我们哪里不对劲儿。疼痛可能是外部造成的，比如你撞到、烫到或者在伤口上涂抹消毒酒精的时候。如果疼痛感来自体内，比如肚子疼，它就是在告诉你可能要向别人求助了……

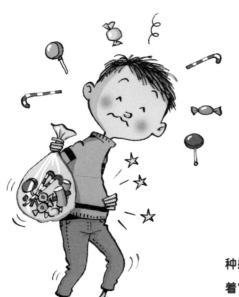

撞到之后，你通常会用手去揉，这样做不是因为能治好受伤的部位，而是因为可以稍微缓解疼痛，对吧？

在很痛的时候，你会如何描述这种感觉？是像被针刺？还是像被重物压着？或是像有人在掐你？

毛 发

人类是哺乳动物，我们的**毛发**可以保暖、隔热和抵御伤害。其他动物中，鱼类和爬行动物的鳞片、鸟类的羽毛，都有与毛发同样的作用。**头发**是长在头上、较长且粗的毛发。据估计，我们平均每人有大约 10 万根头发。不过，有些人的头发数量并没有这么多！此外，鼻腔和耳朵里也有毛发，它们可以阻止灰尘或小昆虫进入人体。

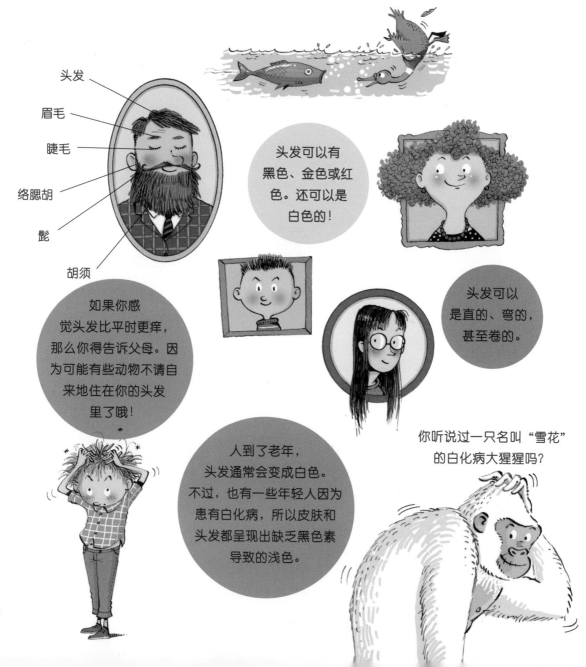

头发

眉毛

睫毛

络腮胡

髭

胡须

头发可以有黑色、金色或红色。还可以是白色的！

如果你感觉头发比平时更痒，那么你得告诉父母。因为可能有些动物不请自来地住在你的头发里了哦！

头发可以是直的、弯的，甚至卷的。

人到了老年，头发通常会变成白色。不过，也有一些年轻人因为患有白化病，所以皮肤和头发都呈现出缺乏黑色素导致的浅色。

你听说过一只名叫"雪花"的白化病大猩猩吗？

指 甲

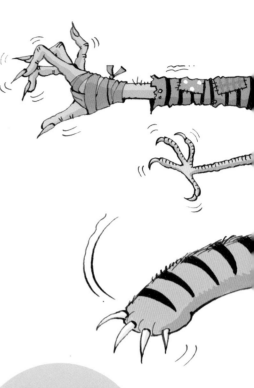

指甲的作用是保护指尖。指尖很敏感，我们需要用指尖细腻地触摸各种物品。

一些动物的手——通常被称为爪——上有着很长的指甲。它们中有的指甲还可以伸缩自如。因为是捕猎的工具，所以不用时会收拢起来加以保护。

你有没有在撞到指甲后，看见指甲上出现一块黑斑？这块斑要过一段时日才会消失，这也是新指甲长出来所需的时间。

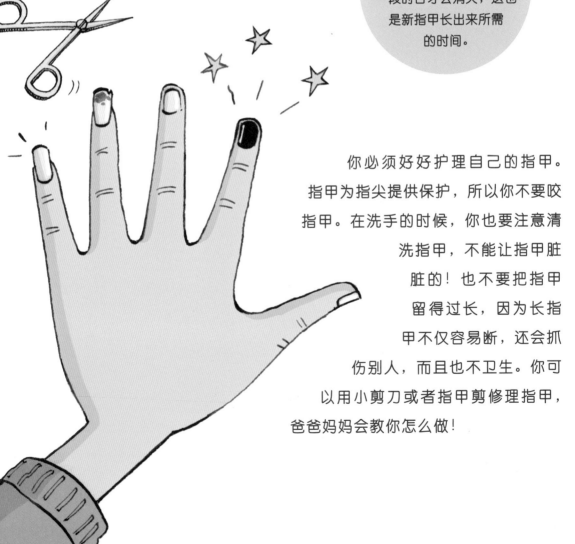

你必须好好护理自己的指甲。指甲为指尖提供保护，所以你不要咬指甲。在洗手的时候，你也要注意清洗指甲，不能让指甲脏脏的！也不要把指甲留得过长，因为长指甲不仅容易断，还会抓伤别人，而且也不卫生。你可以用小剪刀或者指甲剪修理指甲，爸爸妈妈会教你怎么做！

呼 吸

从出生的那一刻开始，无论白天还是黑夜，你都在**呼吸**。呼吸非常重要，这使我们会不由自主地扩张和收缩肺部，完成一呼一吸的过程。人体屏住呼吸半分钟以上，大脑就会发出信号，告知我们身体已经开始感觉不适。

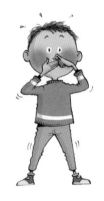

成年人的肺部每天吸入 10,000 升左右的空气，足够每天流过心脏的近 8,000 升血液使用。

跑步的时候，你的呼吸和心跳都会不自觉地加快，因为这是负责呼吸的脑区根据你身体的需要做出了调整。

成年人每分钟呼吸约 14～16 次，每次呼吸会进出约 0.5 升空气。

小朋友的呼吸频率更高，但是因为他们的肺更小，所以吸入和呼出的空气也比成年人少。

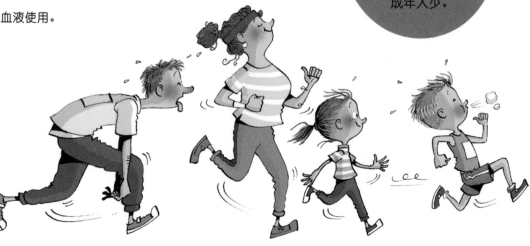

呼吸器官有哪些

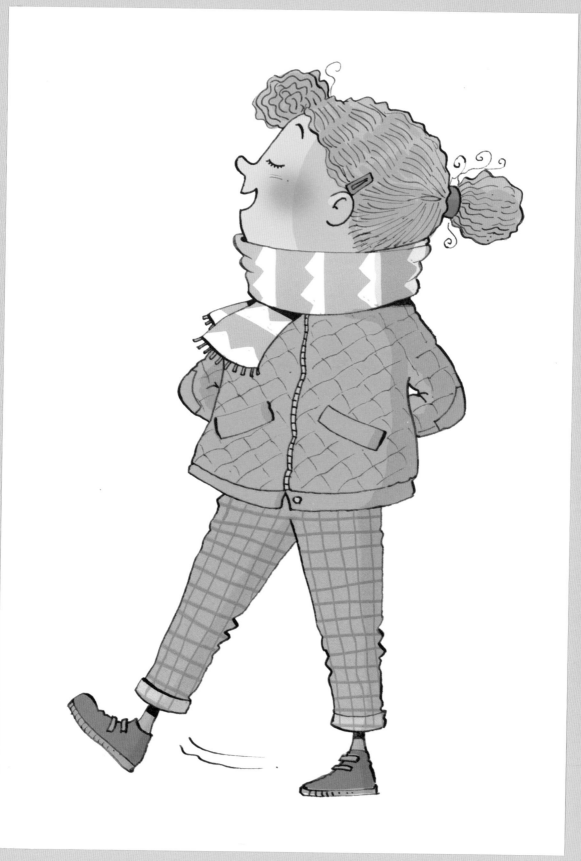

我们如何呼吸

在吸气时，**肺部**会获得**氧气**；在呼气时，人体会排出**二氧化碳**和一些**水蒸气**。人类生存需要氧气，因此我们不能在火星上生活，因为那里没有足够的氧气！

空气从**鼻子**进入，鼻毛可以清洁空气，阻止灰尘进入肺部。鼻黏膜可以湿润、温热空气。为了进一步避免寒冷的空气直接进入肺部，我们可以在冬天佩戴口罩。

空气会通过**气管**向下走。你摸一摸自己的脖子，上面有一些突起，其中最大的一个就是喉结。成年男性的喉结更为明显。

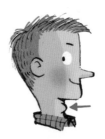

空气通过**支气管**到达**肺部**。接着，就像树液会遍布每根树枝一样，空气也会通过一些小支气管到达**细支气管**和**肺泡**。肺泡是呈簇状聚集的结构，我们两个肺共有大约 6 亿个肺泡！

空气到达**肺泡**后，溶解入血液的**氧气**会被名为血红蛋白的分子捕获，并通过**血液**输送到人体各处。在毛细血管网里，血红蛋白释放氧气，带走**二氧化碳**，再通过血液将二氧化碳运送到肺部。肺部呼出二氧化碳，再次吸入空气。新一轮呼吸循环就此开始。

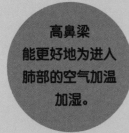

高鼻梁能更好地为进入肺部的空气加温加湿。

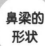

鼻梁的形状

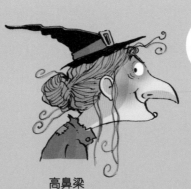

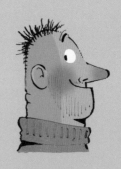

高鼻梁

直鼻梁

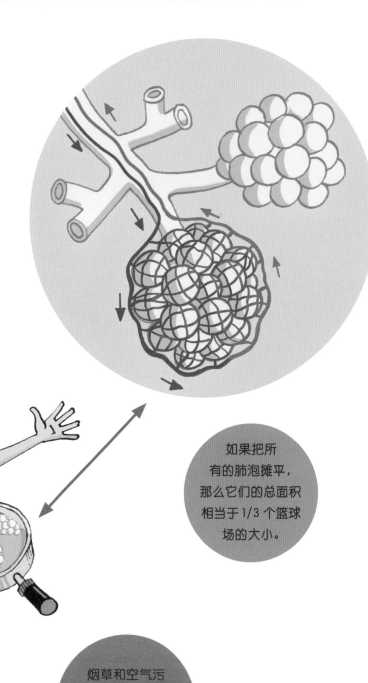

肺是比较大型的人体器官，它很像海绵，扩张时空气会进入。膈肌此时会向下，帮助增加肺的体积。你可以把一只手放在胸前，另一只手放在腹部，来感受胸廓和膈肌的共同运作。

如果把所有的肺泡摊平，那么它们的总面积相当于1/3个篮球场的大小。

烟草和空气污染会损害呼吸器官。呼吸洁净的空气对人体最有益。

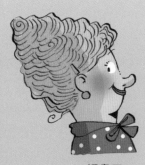

翘鼻子

鼻子的形状

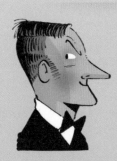

直鼻子

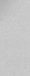

反 应

黏 液

通常，**黏液**在身体的某些部位出状况时能被我们明显注意到，例如鼻涕和痰。因为我们从空气中吸入的微粒，像灰尘、花粉或病菌，吸入肺部容易导致疾病，所以鼻涕和痰就起到**屏障**的作用，阻挡这些微粒的入侵。

鼻涕的状态和数量并非一成不变。有时鼻涕是黏软的，有时是干硬的。在你感冒的时候，鼻子会分泌更多的鼻涕来保护你不受微生物的侵扰。不过，有时候流涕的确会让人很烦恼。此外，如果你流涕很严重，最好还是找医生看看哦！

喷 嚏

灰尘进入鼻腔又没被鼻毛成功阻挡时，身体为了防止它进入肺部，便会命令我们打一个**喷嚏**。打喷嚏是很难中止的，它的原理也很复杂，并且它会同时用到很多肌肉！

打喷嚏时，我们会以超过100千米/时的速度排出上万个飞沫。这些飞沫可以到达3米之外，甚至更远的地方！

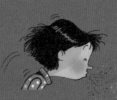

我们常常一次只打一个喷嚏，但在一年中，我们可能累计打了400个喷嚏！还有人会好几天一直不停地打喷嚏！

咳 嗽

咳嗽有助于保持喉咙和呼吸道的清洁。咳嗽时，气体以飞快的速度从肺部排出，这个速度可以达到 90 千米 / 时左右！

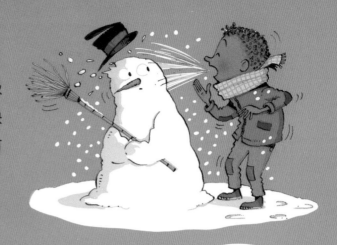

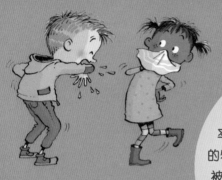

你是不是在感冒的时候打喷嚏和咳嗽的频率更高呢？那是身体想把入侵的物质驱逐出去。不过，注意了，被排出的气体中充满了各种微生物，你必须用纸巾遮住口鼻。如果你没有纸巾，那就用手肘去遮住。

咳嗽的原因可能是过敏，也可能是呼吸道进了东西，所以你才感觉不舒服。此外，在患有某种呼吸系统疾病时，你也会咳嗽。

打 嗝

打嗝是膈肌不协调运动的**表现**。打嗝通常是因为我们吃得太快或太多，或者喝了过多的液体，而使膈肌收缩。由于喉部也会受到影响，所以我们会发出很奇怪的声音。

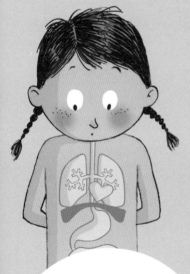

我们每分钟可以连续打嗝 12 次，通常，在一段时间后我们就会自行停止打嗝。然而，有时它会持续很久，那样的话，你需要告诉父母，寻求医生的帮助。听说，曾经有个男人连续打嗝了 68 年！

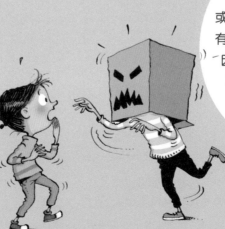

有人说，要让打嗝停下，可以鼓起嘴巴或者一边憋气一边小口喝水。还有人说，被吓一跳也管用。这是因为在受到惊吓的时候，你会不由自主地屏住呼吸。不过，你要注意，不要憋气太久哦！

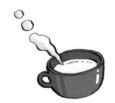
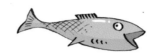

吃 饭

吃饭不仅为人体提供营养，还为我们的健康成长与生活提供必不可少的能量。消化系统虽然在体内，但不全在腹腔：它是一条很长的管道，从嘴巴开始，到肛门结束。消化系统把我们吃下的食物变成更简单的物质，让身体可以从中吸收营养，再排出无法利用的部分。

吞 咽
第 26 页

吸 收
第 27 页

清除和再摄取
第 28 页

排 便
第 29 页

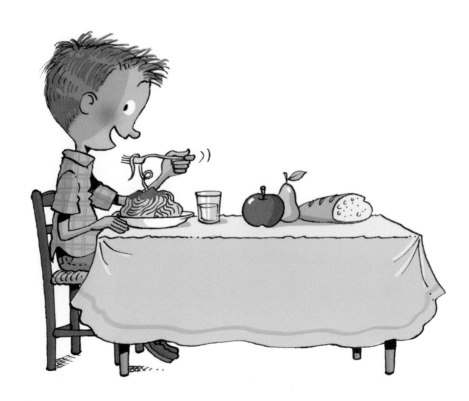

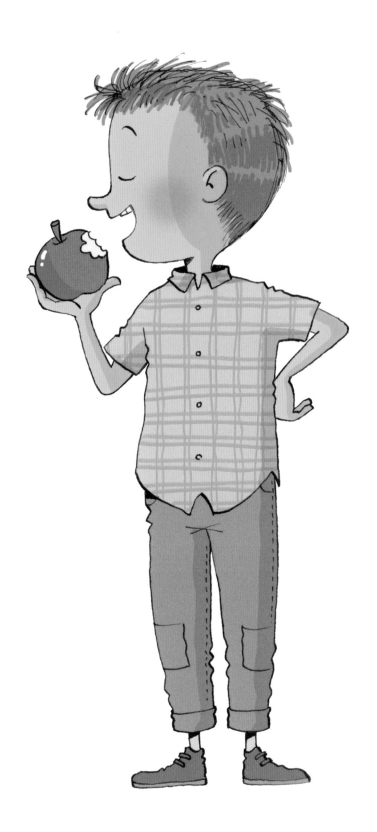

吞 咽

在嘴巴里，唾液会与食物混合，让我们更好地吞咽食物，这就是**消化**过程的起点。仔细咀嚼可以帮助我们消化，毕竟胃里面可没有长牙齿！

牙齿是人体中最坚硬的部位。因为我们会吃各种各样的食物，所以不同位置的牙齿具有不同的功能：用切牙和尖牙**切咬**，用磨牙**咀嚼**。和身体的其他部位一样，牙齿也需要清洁，否则就会造成牙齿的损坏，形成龋齿。

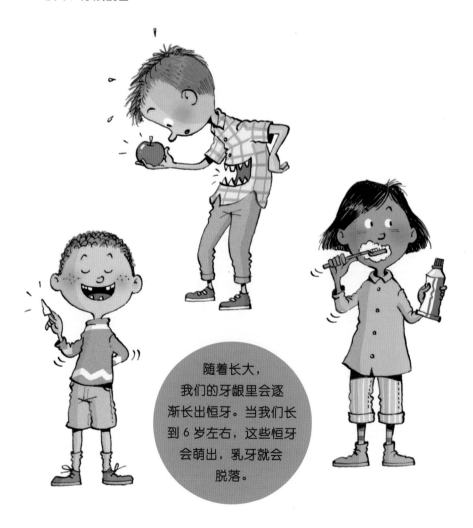

随着长大，我们的牙龈里会逐渐长出恒牙。当我们长到 6 岁左右，这些恒牙会萌出，乳牙就会脱落。

吸 收

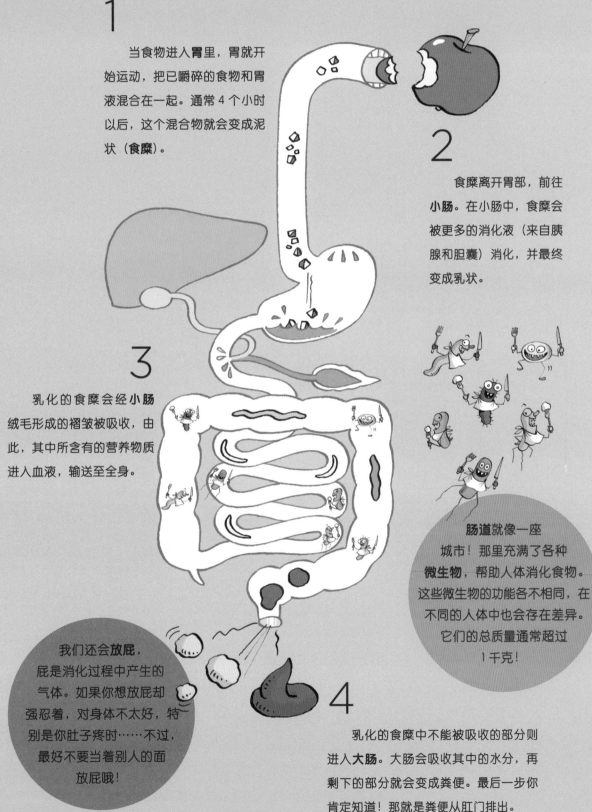

1

当食物进入**胃**里，胃就开始运动，把已嚼碎的食物和胃液混合在一起。通常 4 个小时以后，这个混合物就会变成泥状（**食糜**）。

2

食糜离开胃部，前往**小肠**。在小肠中，食糜会被更多的消化液（来自胰腺和胆囊）消化，并最终变成乳状。

3

乳化的食糜会经**小肠**绒毛形成的褶皱被吸收，由此，其中所含有的营养物质进入血液，输送至全身。

肠道就像一座城市！那里充满了各种**微生物**，帮助人体消化食物。这些微生物的功能各不相同，在不同的人体中也会存在差异。它们的总质量通常超过 1 千克！

我们还会放**屁**，屁是消化过程中产生的气体。如果你想放屁却强忍着，对身体不太好，特别是你肚子疼时……不过，最好不要当着别人的面放屁哦！

4

乳化的食糜中不能被吸收的部分则进入**大肠**。大肠会吸收其中的水分，再剩下的部分就会变成粪便。最后一步你肯定知道！那就是粪便从肛门排出。

清除和再摄取

肝脏是一个非常重要的器官，它就好比身体中的实验室。由肠道吸收的物质通过血液到达肝脏，在肝脏中形成有益的营养后，再通过血液遍布全身。

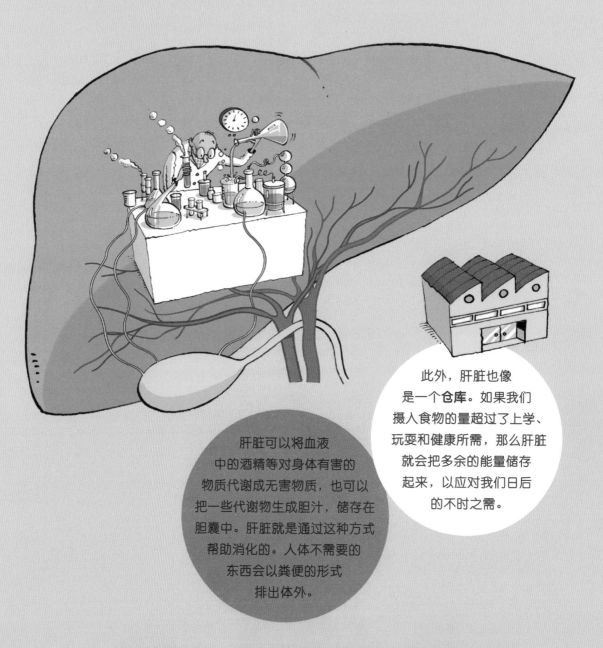

肝脏可以将血液中的酒精等对身体有害的物质代谢成无害物质，也可以把一些代谢物生成胆汁，储存在胆囊中。肝脏就是通过这种方式帮助消化的。人体不需要的东西会以粪便的形式排出体外。

此外，肝脏也像是一个仓库。如果我们摄入食物的量超过了上学、玩耍和健康所需，那么肝脏就会把多余的能量储存起来，以应对我们日后的不时之需。

为了照顾肝脏，让自己有更强的抵抗力并茁壮成长，你必须健康均衡地饮食。最佳的饮食方式是摄入大量的健康食品，比如水果和蔬菜。你一定要为自己的身体提供优质食物哦！

排 便

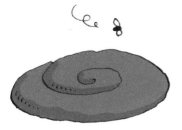

牛粪

马粪

狗粪

羊粪

老鼠粪

所有动物几乎每天都会**排便**！这是好事，因为我们把饮食中无法消化的物质排出了体外。

世界上有各种形状和大小的粪便，因为动物们各不相同，摄入的食物也大相径庭。

废物从产生到排出体外需要多长时间？答案是：半天到两天。不过，你也会有排便不是那么顺畅的时候。如果粪便比较干硬，还会在排便时产生一些疼痛感，这就意味着你排便不畅了。如果出现这种情况，你需要告诉父母。你还要多喝水并多运动，尤其要多吃蔬菜，少吃零食。

由于粪便是一种**排泄物**，所以在排便后，我们必须要擦拭干净。女孩们必须按照从前往后的方向来清理！我们尤其应该注意，上完厕所后必须认真洗手。

粪便为什么是这种颜色呢？如果你把调色板上的所有颜色混在一起，那么会得到一种很奇怪的颜色，对不对？同样地，经肠道吸收之后产生的残留物也是各种颜色的混合体。粪便的颜色也会因我们摄入的食物（胡萝卜、甜菜……）而发生改变。

你每天的粪便有多重？
据估计，欧洲人每次排出的粪便质量平均为

100～200克。

一个吃很多蔬菜的人，一次排便量可达 500 克！

人是水做的

水分占人体体重约 **70%**。

水是人体很重要的组成部分，它或多或少地存在于人体各处。水可以促进**血液**流动，让血液在机体内更畅通地输送氧气、营养和其他物质。

喝水	过滤	排尿	排汗
第 32 页	第 33 页	第 34 页	第 35 页

人体内部是湿润的，人体的良好运行需要水。你有没有发现，眼睛、口腔、鼻腔等，它们的内部都是湿润的？

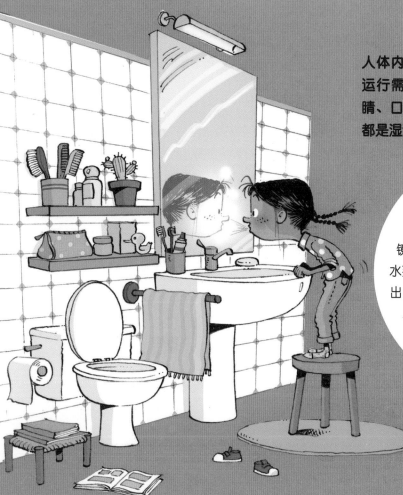

为了顺畅呼吸，呼吸道也需要保持湿润。你有没有对着镜子呵气过？镜子上会出现雾气！这是因为有水蒸气从你的肺部送出。而且，在出汗、排尿或排便后，你也会流失水分。在呕吐或腹泻后，你会感到自己失去了很多水分，对不对？

女孩和男孩的尿道在结构上是不同的。

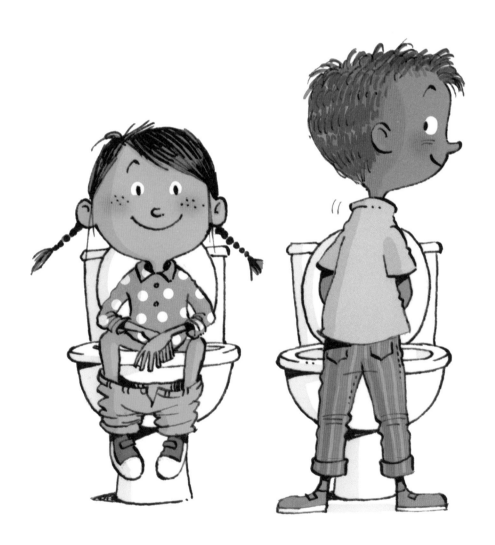

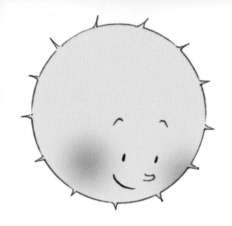

喝 水

你会通过喝水吃饭来补充流失的**水分**。喝水有助于身体的良好运行。

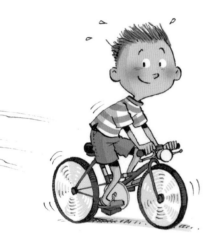

你会感觉口渴是因为身体要求你喝水。你有没有喝足够多的水呢？如果过度缺乏水分，身体便会开始无法满足你的需求，这就是**脱水**。这种状况很糟糕，因为你会感觉身体不适、痉挛，甚至昏迷！不喝水的话，一个人只能生存3～5天。

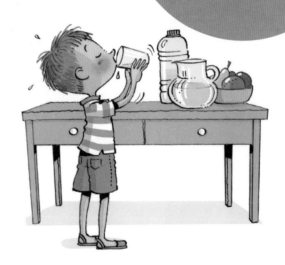

骆驼可以 8 天不喝水，因为它们的驼峰以脂肪的形式储存了水分。因此，在到达目的地时，它们的驼峰比出发时要小。确实，骆驼一次能喝下100 升左右的水。这点是我们人类做不到的！

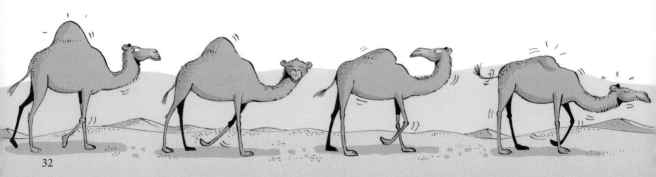

过　滤

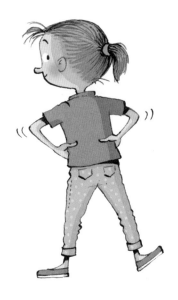

血液收集的废物经由肾脏过滤后，通过尿液排出体外。因此，这些器官和心脏一样重要！

肾脏可以过滤血液：血液通过一些较粗的血管进入肾脏。这些血管会越来越细，直到与一些小管相连。这些小管会收集身体里废物，并通过尿液将它们排出体外。

你想知道肾脏在哪里吗？你可以如上图一样双手叉腰，向上移动，在碰到肋骨后停下。你的大拇指于后背所在的位置，就是肾脏的位置。

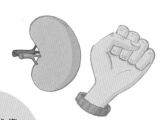

肾脏的工作十分繁重：一个成年人有近 5 升的血液，肾脏每天要过滤这些血液近 350 次！

肾的形状像蚕豆，大小相当于一个拳头。

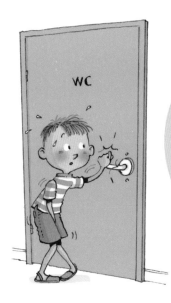

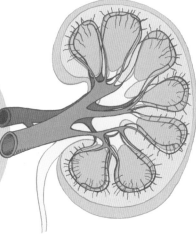

有时，在肾脏中会形成沙粒乃至碎石大小的结石。有些小朋友的肾脏里就有结石！如果你很想小便但却尿不出来，或者你在小便时感到很痛，那你一定要告诉父母，虽然这并不意味着你的肾脏中一定有结石。

排尿的管道叫作输尿管。尿液储存在膀胱中，膀胱就像一个袋子。当膀胱快要装满尿液时，身体就会通知你，于是你会很想小便，并且感到不太舒服。在小便时，你会通过尿道将尿液排出体外，这时你会感觉如释重负。

人们少了排泄系统就会无法生存！这就是为什么有些人的肾脏受损无法工作时会申请获得捐赠者的肾脏，或者采取替代治疗。人也可以只靠一个肾脏生活。

排　尿

所有动物都必须把**有毒物质**排出体外，其中，许多动物是通过**尿液**排出。比如，鱼类将尿液排在水中。

沙漠动物因为不能丧失过多水分，所以它们的尿液很浓！

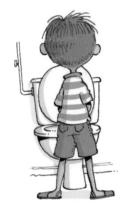

你一起床，就会去小便。

你每天会排尿数次，尿液总量为1～2升。

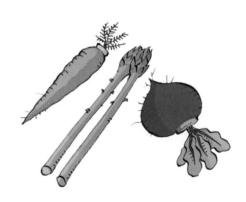

你有没有注意到尿液的**颜色**是有变化的呢？这是因为尿液的颜色取决于你的饮水量和饮食情况。此外，一些药物也会改变尿液的颜色。

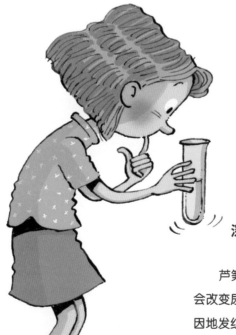

淡黄色：你喝了很多水。

深色：你可能有点儿脱水。

芦笋会让尿液发绿，甜菜或胡萝卜也会改变尿液的颜色。如果你的尿液毫无原因地发红，那你一定要告诉父母。

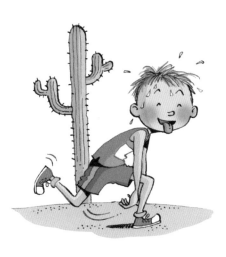

排　汗

　　我们为什么会出汗？这是因为身体的**温度**升高会让大脑产生不适，于是，大脑就会下令让你出汗。刚洗完澡的时候，你会不会觉得有点儿冷呢？这是因为水分蒸发会让你感觉凉爽。散热便是排汗的目的所在。

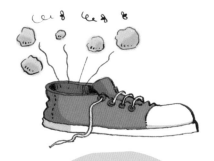

汗液本身并**不臭**。但是，当皮肤上的一些微生物与汗液混合，就会产生臭味。因此，如果汗液留在腋窝处，且味道很难闻，那我们必须清洗干净。去洗个澡吧！

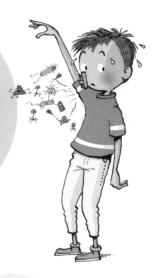

产生**汗液**的腺体遍布全身。在你大汗淋漓的时候，身体可能会损失好几升的水分！生病的时候，我们正在服用的药物中某些成分也会通过汗液排出，所以我们的身体会散发出与平时不同的气味。

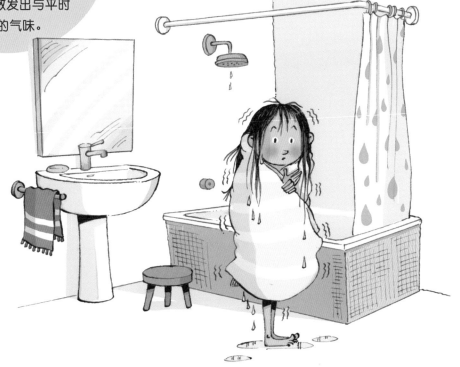

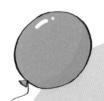

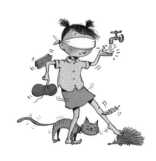

作者简介

克里斯蒂娜·胡耶恩特（Cristina Junyent），巴塞罗那大学生物学博士、庞培法布拉大学（巴塞罗那）科学传播硕士，加泰罗尼亚科学传播协会成员。曾为《先锋报》等媒体撰写文章，并出版多部书籍。

绘者简介

克里斯蒂娜·洛桑托斯（Cristina Losantos），常年为报纸及儿童杂志绘制插图，与西班牙及欧洲其他多个国家的出版公司合作。1998 年荣获西班牙文化部颁发的第二届国家插画奖。

译者简介

张晓璇，西班牙格拉纳达大学拉丁美洲研究硕士，历史艺术遗产保护硕士在读。译有图书《一无所有，也就无可失去》《有光亮的地方，就会有阴影》《哲学家小孩》，短篇小说《酒吧里的科赫菌》《青铜甲壳虫》。

审校简介

蒋蓉，主治医师，毕业于复旦大学上海医学院，现就职于复旦大学附属上海市第五人民医院。擅长医学科普故事写作。

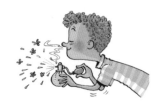